MÉMOIRE

SUR

LA VOIX HUMAINE

PRÉSENTÉ

A L'ACADÉMIE DES SCIENCES EN 1840

PAR

MANUEL GARCIA

PROFESSEUR DE CHANT AU CONSERVATOIRE ROYAL DE MUSIQUE

RÉIMPRESSION AUGMENTÉE DE QUELQUES OBSERVATIONS NOUVELLES
SUR LES SONS SIMULTANÉS
ET SUIVIE DU RAPPORT DE LA COMMISSION DE L'ACADÉMIE DES SCIENCES
DU 12 AVRIL 1841

PARIS

IMPRIMERIE D'E. DUVERGER

RUE DE VERNEUIL, N° 4

Mai 1847.

AVIS PRÉLIMINAIRE.

Sur le point de publier une Méthode qui a paru sous le titre : *Ecole de Garcia : Traité complet de l'art du chant*, je reçus le conseil de soumettre à l'examen de l'Académie des Sciences quelques études sur la voix humaine, qui m'avaient paru les prémisses nécessaires d'un pareil ouvrage. Ces études se composent des résultats de mon expérience personnelle et de quelques faits dont un enseignement journalier m'avait engagé à rechercher les causes. L'Académie voulut bien accueillir avec indulgence le Mémoire que j'eus l'honneur de lui offrir (1). Une Commission fut nommée, et M. Dutrochet, secrétaire, présenta son rapport dans la séance du 12 avril 1841. Depuis, quelques physiologistes, dans leurs ouvrages, ont bien voulu tenir compte du résultat de mes recherches.

Au moment de mettre sous presse une nouvelle édition de ma Méthode, j'ai eu la pensée de réimprimer à part la portion de cet ouvrage où je tente une excursion dans le domaine de la physiologie.

J'ai cru devoir y ajouter quelques observations nouvelles que j'indiquerai par des crochets; on lira à la suite de ce morceau le rapport de la Commission de l'Académie des Sciences.

(1) Le Mémoire est inscrit au secrétariat sous la date du 16 novembre 1840.

ÉTUDES PHYSIOLOGIQUES

SUR

LA VOIX HUMAINE.

L'étude pratique de la voix humaine nous ayant fourni un ensemble d'observations et de faits ignorés qui nous ont paru intéresser l'étude de la physiologie de la voix, nous les avons consignés dans ce mémoire.

I.

DESCRIPTION DES DIFFÉRENTES ESPÈCES DE SONS VOCAUX.

La voix humaine, soumise à l'influence des âges, des sexes, des constitutions, subit des modifications innombrables. Indépendamment des différences tranchées qui distinguent les voix des divers individus, il y a aussi un nombre illimité de nuances appartenant à l'organe d'un même individu. En effet, chaque voix peut se plier aux inflexions des passions les plus variées; elle peut imiter les cris des animaux et presque tous les bruits que perçoit notre oreille.

Nous avons reconnu qu'à l'exception des bruits et de la voix inspiratoire, toutes les modifications possibles, le cri, l'exclamation, la voix parlée haute ou basse, la voix chantante dans toute son étendue, l'intensité du son, découlent d'un petit nombre de principes primitifs et fondamentaux; en classant tous les faits semblables sous une même dénomination, on peut établir que la voix humaine, dans l'acception la plus large, se compose des différents registres :

De poitrine;

De fausset-tête (1);

De contre-basse;

De deux timbres principaux :

Le timbre clair;

Et le timbre sombre;

Enfin de divers degrés d'intensité et de volume.

Autour de ces éléments se groupent toutes les variétés de voix possibles; c'est à eux qu'elles empruntent les principaux moyens mécaniques qui leur servent à se produire. La voix chantante embrasse toute l'étendue des sons créés par l'organe vocal, depuis le plus grave jusqu'au plus aigu; elle est le résultat d'une action plus régulière et mieux caractérisée, elle est le fait le plus constant sur lequel puisse se fonder l'étude de la physiologie de la voix.

1° Des Registres.

Par le mot registre, nous entendons une série de sons consécutifs et homogènes allant du grave à l'aigu, produits par le développement du même principe mécanique, et dont la nature diffère essentiellement d'une autre série de sons également consécutifs et homogènes, produits par un autre principe mécanique. Tous les sons appartenant au même registre sont, par conséquent, de la même nature, quelles que soient d'ailleurs les modifications de timbre ou de force qu'on leur fasse subir.

Dans tout ce qui va suivre nous ne comprendrons pas les registres de contre-basse, ni la voix inspiratoire, deux sortes de voix dont nous nous occuperons dans un paragraphe séparé.

Les registres coïncident dans une partie de leur étendue, et se succèdent dans l'autre. Les sons compris dans une étendue donnée peuvent appartenir à la fois à deux registres différents, et ces sons, la voix peut les parcourir, soit en parlant, soit en chantant, sans les confondre.

Cela a lieu pour les notes de poitrine et de fausset qui se rencontrent dans l'étendue de 12e, comprise entre le *sol*$_2$ et le *ré*$_4$ (2).

(1) L'étendue désignée sous le nom de fausset-tête, comme appartenant à un seul registre, est considérée par les musiciens comme formée par deux registres contigus, dont le plus grave prend le nom de *fausset* ou de *medium*, et le plus élevé le nom de *tête*. Pour être plus facilement compris, nous nous servirons provisoirement de cette division, nous réservant d'en démontrer plus tard l'inconsistance.

(2) La désignation qui consiste à accompagner d'un chiffre le nom de chaque

Au-dessous et au-dessus de cette étendue, chacun des deux registres s'étend isolément. L'échelle totale de sons que peut parcourir la voix d'un même individu est toujours composée des registres poitrine et fausset-tête, ayant chacun une échelle qui varie, non pas chez le même individu, mais d'un individu à un autre.

2° Voix des enfants.

Dans l'enfance, depuis le bas âge jusqu'à l'époque de la puberté, la voix humaine, identique chez les filles et les garçons, présente la distinction complète des registres de poitrine, de fausset et de tête.

Le registre de poitrine, dans le principe, ne s'étend guère au-delà de cette quinte ut_3 et sol_3 ; mais, fortifié par l'âge, il la dépasse dans les deux sens, et, si rarement il descend au-dessous du $si\flat_2$ ou du la_2, en revanche, il peut atteindre dans les sons aigus jusqu'à ses limites extrêmes do_5 et $do\sharp_5$. Mais aussi, il faut le dire, ces notes sont le résultat d'efforts violents.

Cette observation est facile à vérifier sur les enfants de chœur. Forcés de chanter à l'âge de sept à douze ans, dans de vastes édifices et souvent au milieu de masses de voix formidables, ils crient sans ménager ni leurs poumons ni leur gosier. C'est alors que l'on entend former violemment les sons depuis la_3 jusqu'à $ré\sharp_4$ de poitrine, et que l'on peut prédire la ruine certaine de leur voix.

A cette époque de la vie, l'organe vocal étant mince, grêle, très souple, peu développé, le registre de poitrine se ressent de cet

note est celle qu'ont adoptée les physiciens; le chiffre représente l'octave à laquelle appartient la note indiquée, par exemple : la gamme qui s'étend depuis l'*ut* que donnent les tuyaux ouverts de 8 pieds et les tuyaux fermés de 4 pieds, ou bien l'*ut* grave des violoncelles jusqu'à la septième supérieure *si*, porte le chiffre 1, l'octave suivante, à partir de l'*ut* jusqu'au *si*, le chiffre 2, et ainsi de suite pour chaque octave.

état. Il est clair, criard, glapissant, d'ailleurs bien connu sous la dénomination de voix d'enfant de chœur.

Le registre de fausset, beaucoup plus terne, beaucoup plus faible que celui de poitrine, suit ce dernier dans une étendue identique à la sienne.

Les enfants parlent généralement en voix de fausset.

A ces deux registres vient s'ajouter le dernier ou la voix de tête, qui n'est autre chose que la continuation du fausset. La voix de tête commence au *do*♯$_4$, au *ré*$_4$, ou au *mi*♭$_4$ 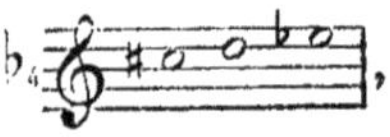 ,

et, en s'élevant, devient ronde, douce, argentine ; elle s'étend jusqu'au *sol*$_4$, ou au *la*$_4$

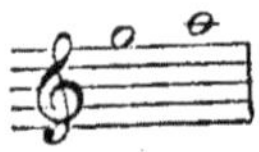

Une différence essentielle, qui distingue, à tout âge, ce registre des deux précédents, c'est que les deux premiers coïncident et se superposent, tandis que celui-ci les touche bout à bout, les continue, mais ne les croise pas.

3° De la mue.

A mesure que l'âge vient renforcer l'organe, la voix perd sa nature faible et grêle. La puberté arrive. Alors s'opère, en peu d'années, un travail que l'on nomme la *mue*. Les voix d'enfant deviennent des voix de femme, d'homme. Pendant ce temps de crise, il faut laisser agir la nature, unique dispensatrice des forces de l'individu. A cette époque de régénération, le sujet ne saurait être trop économe de ses forces, ni ménager trop sa constitution. Si l'on appauvrit l'organe vocal par l'exercice du chant ou par des excès quelconques, on épuise la plante avant qu'elle soit apte à donner des fruits; on fait succéder la caducité à l'enfance : on tue la virilité.

C'est seulement après la mue que doivent commencer les études sérieuses du chant. Pour les filles, à l'âge de 14 à 16 ans; pour les garçons, à l'âge de 17 à 19 ans, selon la constitution des individus et l'influence des climats. Alors, chez les filles, la voix a pris du corps, de la rondeur, de l'étendue; elle a subi un changement plus complet encore chez l'homme; elle a acquis la puissance masculine; elle a baissé d'une octave.

4° **Femme. — Voix de poitrine.**

Le registre de poitrine est la base essentielle de la voix de la femme comme de celle de l'homme et de l'enfant. Ce registre est mordant, plein d'éclat; il suit une marche parallèle au registre de fausset; mais, dans ses notes graves, il peut le dépasser de beaucoup, puisque celui-ci s'éteint, presque toujours, au *si* ♭$_2$ ou au *la*$_2$, tandis que les sons de poitrine peuvent descendre jusqu'au *mi* ♭$_2$. A l'aigu, l'étendue dépend de la souplesse du phonateur. Parfois même elle atteint, comme chez les enfants, les limites extrêmes *ut*$_4$, *ut* ♯$_4$. Quelques *contralti* seuls arrivent à ces limites.

Dans les cas exceptionnels, l'étendue possible de ce registre est d'une 15e (1), *mi* ♭$_2$, *ut*$_4$. Les voix ordinaires ne dépassent pas cette octave *sol*$_2$, *sol*$_3$.

5° **Homme. — Voix de poitrine.**

La voix de poitrine est une partie fondamentale de la voix de l'homme; elle est forte, ronde, claire, et embrasse ordinairement une 15e d'étendue. En réunissant dans une même échelle les extrémités atteintes par divers individus (basse et ténor remarquablement organisés), ce registre parcourt 3 octaves comprises entre les sons *ut*$_1$, *ut*$_4$, (2).

Un fait curieux et intéressant à constater, c'est que chez

(1) Madame Malibran, madame Pisaroni.

(2) Ténors : Rubini, Duprez, Haitzinger; basse : Porto.

l'homme et chez la femme le registre de poitrine coïncide dans les sons compris entre mi_2 et ut_4 :

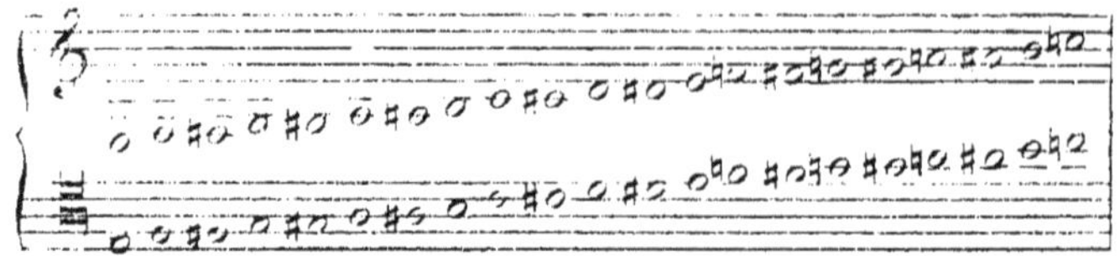

l'homme parle toujours dans ce registre, la femme rarement.

6° Femme. — Fausset.

Le fausset appartient plus particulièrement à la femme et à l'enfant. Ce registre est faible, couvert, et ressemble assez aux sons bas de la flûte, principalement dans la partie inférieure. L'étendue entière est d'une 10e environ la_2, $ut\sharp_4$ 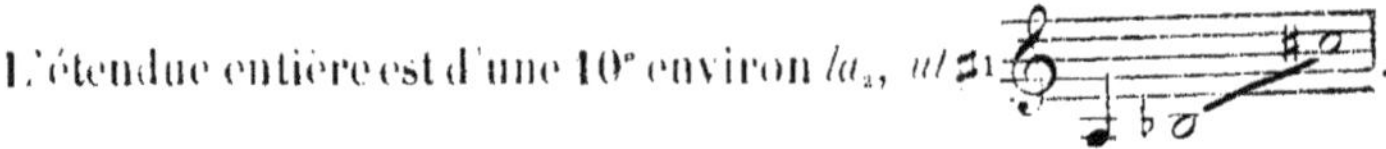.

Plus les sons descendent après le $ré_3$, et plus ils vont s'éteignant ; au-dessous du la_2, ils cessent de se produire.

Remarquons ici que cette même étendue appartient à deux registres, puisque, comme nous l'avons dit, on peut en articuler tous les sons en voix de poitrine ou en voix de fausset indistinctement. Les femmes parlent généralement en voix de fausset.

7° Homme. — Fausset.

Le fausset, chez l'homme, est de la même nature et placé sur les mêmes cordes que celui de la femme.

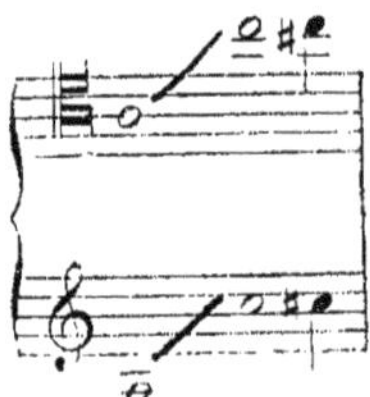

Mais seulement les sons bas, depuis le la_2 jusqu'au $ré\sharp$ sont difficiles à articuler, et échappent au larynx masculin, bien mieux exercé à produire les mêmes sons en voix de poitrine. Quelquefois il peut commencer aux $ré_2$, $ré\sharp_2$, mi_2, fa_2 .

8° Femme. — Voix de tête.

La voix de tête, partie distinctive et brillante de la voix de la femme, marque, à partir du premier son $ré$, les limites des deux registres précédents. Son étendue comprend depuis le $ré$, jusqu'aux notes ut_5, $ré_5$, mi_5, fa_5 jusqu'à (1).

Lorsque les femmes et les enfants poussent des cris aigus, ils font usage de la voix de tête.

9° Homme. — Voix de tête.

Les hommes perdent la voix de tête par la mue ; cependant quelques individus en conservent la première tierce majeure.

Résumé.

La voix de poitrine, chez l'homme, dépasse, par les sons graves, celle de la femme.

La voix de fausset leur est commune.

La voix de tête excède, chez la femme, celle de l'homme.

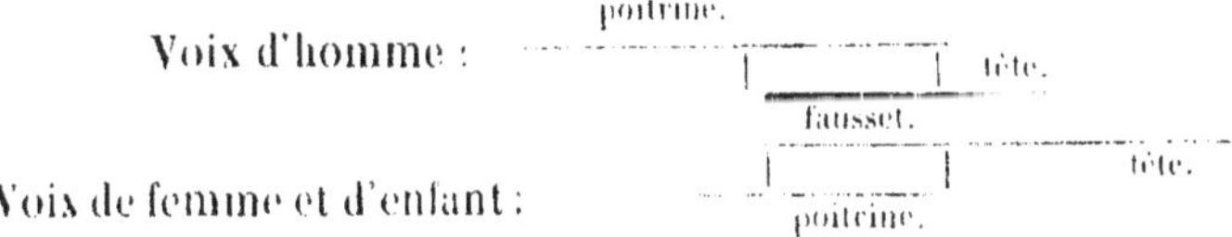

TABLEAU GÉNÉRAL DE L'ÉTENDUE POSSIBLE DU PHONATEUR HUMAIN ET DE CHAQUE REGISTRE, LA VOIX INSPIRATOIRE ET LE REGISTRE DE CONTRE-BASSE EXCEPTÉS.

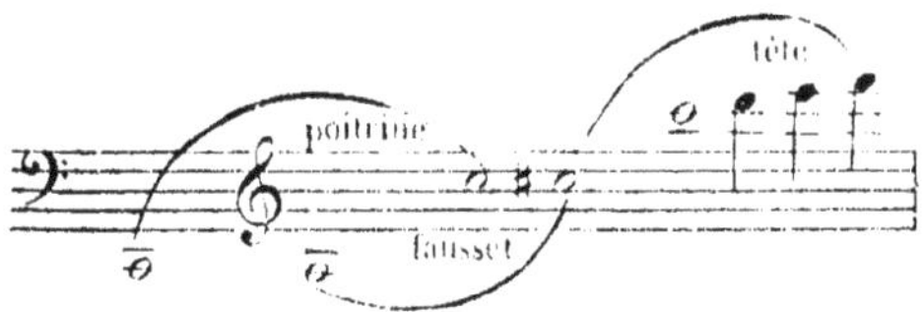

(1) Persiani, Demeric.

On voit que nous avons toujours posé deux ou trois sons pour limites de chaque registre, parce que les organes étant élastiques, offrent constamment cette fluctuation.

La voix humaine, considérée comme elle vient de l'être dans toute l'étendue possible de chacun de ces trois registres, nous offre un développement intéressant pour le physiologiste ; mais l'application est ici bien plus restreinte que la théorie. Ces registres ne sont pas tous d'un emploi également naturel pour toutes les voix indistinctement ; les limites extrêmes de chacun sont d'un usage toujours fatigant et abordables à peine pour quelques artistes.

II.

DESCRIPTION DES TIMBRES.

De même que la voix est soumise à la distinction des registres, de même elle l'est encore à l'action inévitable des timbres.

Nous appelons timbre le caractère propre et variable à l'infini que peut prendre chaque registre, chaque son, abstraction faite de l'intensité.

La variété des timbres résulte d'abord des différents systèmes de vibration que renferme le larynx, ensuite des modifications que le pharynx imprime aux sons produits. Nous étudierons ici les timbres produits par le pharynx. Quant à ceux qui dépendent du larynx, nous les examinerons plus tard.

Deux sortes de conditions président à la formation du timbre : 1° les conditions fixes qui caractérisent chaque individu, telles que la forme, le volume, la consistance, l'état de santé ou de maladie de l'appareil vocal de chacun ; 2° les conditions mobiles, telles que la direction que prend le son dans le tuyau vocal pendant son émission, soit par le nez, soit par la bouche ; la conformation et le degré de capacité de ce même tuyau, le degré de tension de ses parois, l'action des constricteurs, celle du voile du palais, la séparation des mâchoires et des dents, la disposition des lèvres et les dimensions de l'ouverture qu'elles donnent à la bouche, enfin le gonflement ou la dépression de la langue, etc.

Dans nos considérations, nous n'aurons pas égard aux différents timbres qui caractérisent et différencient la voix selon les individus, mais seulement aux divers timbres que présente la voix du même individu.

Les modifications de timbre se produisant toutes par deux

moyens opposés, peuvent, en dernière analyse, se réduire à deux principales : le timbre *clair* et le timbre *sombre*.

L'appareil vocal ne peut produire un son sans le revêtir de l'un ou de l'autre timbre, et chaque timbre imprime son caractère à toute l'étendue de la voix.

1° Timbre clair, registre de poitrine.

Le timbre clair communique au registre de poitrine beaucoup d'éclat et de brillant. En France, on exprime ce caractère par le nom impropre de *voix blanche*(1); il serait mieux de dire *timbre blanc*. Pour fixer nos idées sur le timbre clair, sur l'éclat et la puissance qu'il peut admettre, je ne citerai que des exemples connus de tous. Les $ré_3$ de M. Lablache, dans le final du *Mariage secret* : *Andiam subito à vedere;* les notes $ré_2$, mi_2, fa_2, sol_2, la_2 de M. Levasseur dans cette phrase de Robert le Diable : *Eh quoi déjà ! tu trembles d'effroi :* le fa_3 de M. Rubini dans : *Il mio tesoro ;* le fa_3 de Garcia à la rentrée du motif : *Finchè dal vino;* enfin l'ut^4 de M. Duprez dans *Guillaume Tell*, ces notes prises dans différentes parties de la voix, chez différents chanteurs, sont toutes du registre de poitrine en timbre clair. Ce timbre, porté à l'exagération, rend la voix criarde et glapissante.

2° Timbre sombre, registre de poitrine.

Le timbre sombre, au contraire, donne dans ce registre du mordant et de la rondeur au son. C'est à l'aide de ce timbre seulement que le chanteur peut communiquer à sa voix tout le volume dont elle est susceptible (remarquons que je parle du volume, et non pas de la force et de l'éclat). Ce timbre, porté à l'exagération, couvre les sons, les étouffe, les rend sourds et rauques.

L'action des timbres est moins saillante dans le grave que dans l'aigu d'un registre.

Les sons compris entre le mi_3 et le si_3 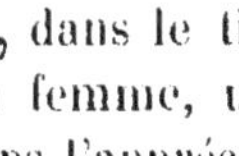, lorsqu'on les donne de poitrine en pleine vigueur, dans le timbre sombre, acquièrent, chez l'homme et chez la femme, un caractère dramatique qui a induit en erreur dans l'appréciation même de leur nature : au lieu d'y reconnaître l'influence du timbre

(1) Ce mot signifiait, pour les Italiens, à qui on l'a emprunté, la voix des femmes et des enfants. Par une fausse idée des timbres, en France, on appelle *voix blanche* le timbre clair, comme on appelle *voix mixte* le timbre sombre

sombre, réuni à l'intensité, dans des conditions d'effet plus favorables que partout ailleurs, on y a vu un cas exceptionnel, et on les a désignés par le nom de *sons mixtes*, ou *voix mixte*, *sombrée*. La chanterelle du violoncelle, quoique plus faible, reproduit assez bien le même effet.

3° Timbre clair et sombre, registre de fausset.

Dans ce registre, l'effet des timbres, quoique aussi absolu, est cependant moins frappant que dans le registre précédent.

4° Timbre clair et sombre, registre de tête.

Bien que ce registre ne soit que la continuation de celui de fausset, il change de nom. La cause de ce changement est la même que nous venons de désigner pour les mêmes sons, pris une octave au-dessous, dans le registre de poitrine. Le timbre sombre les modifie d'une manière plus frappante, et l'on a cru voir un fait nouveau là où il n'y avait que l'extension du même fait.

Le timbre sombre a sur quelques voix de tête un effet des plus remarquables ; il rend ce registre pur et limpide comme les sons d'un harmonica.

III.

PHYSIOLOGIE DE LA VOIX.

Après avoir présenté une description complète de la voix, nous allons passer à l'étude des faits physiologiques et voir comment le larynx et le tube sonore se comportent pendant le phénomène de la phonation.

Bien que l'appareil vocal de l'homme et de la femme agisse de la même manière et d'après les mêmes lois, c'est chez l'homme que nous étudierons le registre de poitrine, parce qu'il est plus développé chez lui que chez la femme, et, par une raison semblable, nous étudierons chez la femme les registres de fausset et de tête.

Action simultanée du larynx et du tube vocal dans la production des registres.

Larynx, timbre clair.

Nous avons observé que lorsque la voix parcourt en totalité chaque registre, le larynx se comporte très différemment dans ses mouvements, suivant que la série des sons appartient au timbre clair ou au timbre sombre.

Lorsque, dans le registre de poitrine, la voix s'élève graduellement du son le plus grave au son le plus aigu, si le timbre est clair, le larynx occupe, dans le premier moment, une position un peu plus basse que celle du repos; puis, par des mouvements ascensionnels réguliers, il suit la voix dans son élévation en se portant légèrement en avant. Lorsque la voix atteint l'extrémité possible du registre, le larynx disparaît sous le muscle hyoglosse, en recevant un mouvement de bascule très prononcé, ce que l'on peut vérifier au toucher. Quand il arrive à la position de la déglutition, la voix cesse. Les notes produites dans cette dernière période de l'ascension du larynx sont maigres et étranglées; aux dernières limites de l'étendue, la tête se renverse un peu en arrière pour faciliter l'élévation du larynx.

La même marche se reproduit lorsque la voix parcourt les registres de fausset et de tête en timbre clair.

Pour attaquer le son le plus grave du registre de fausset-tête, le larynx prend d'abord son point de départ à la même position basse que pour le premier son grave de poitrine, et se contracte légèrement vers la glotte, comme il le ferait pour attaquer le premier son grave de ce dernier registre; puis il remonte par des mouvements très légers qui correspondent à l'élévation des sons. Dès que la voix parvient aux sons de tête, le larynx s'élève rapidement à la position de la déglutition. Dans cette dernière période, les notes sont maigres et criardes. Le mode d'action du larynx ne varie pas, quelle que soit l'intensité des sons.

Tube, timbre clair.

Aux positions que prend le larynx correspondent les opérations suivantes du tube vocal.

Lorsqu'on veut produire le registre de poitrine en commençant par le premier son grave, le pharynx se développe plus qu'à l'état de repos; mais dès que la voix abandonne ce premier son pour s'élever jusqu'aux dernières limites du registre, en timbre clair, toutes les parties qui constituent l'isthme du gosier tendent à se rapprocher, en suivant une marche progressive de resserrement qui correspond à l'ascension graduelle du larynx et de la voix. En effet, les constricteurs se resserrent et rapprochent les piliers jusqu'au point de ne laisser entre eux qu'un intervalle de peu de profondeur; le voile du palais s'abaisse, et la langue, bien qu'elle se déprime par la ligne médiane vers la partie postérieure se soulève sur les côtés et se rapproche du voile du palais. La forme que communiquent graduellement au tube sonore ces mouvements est celle d'une voûte surbaissée, dont l'ouverture étroite se présente immédiatement au-dessus du larynx ; ce tube est d'ailleurs assez court et légèrement arrondi dans sa longueur. L'ouverture postérieure des fosses nasales se trouve libre, en ce moment, en raison de l'abaissement du voile du palais, abaissement qui se maintient pour toute l'étendue du registre, tant que règne le timbre clair.

La disposition générale des organes analysée ci-dessus se reproduit encore pour les registres de fausset et de tête ; cependant l'espace que présente l'isthme du gosier est d'ordinaire moindre que pour le registre de poitrine, ce qu'il faut attribuer en partie à la position de la langue, qui ne commence à se déprimer par la ligne médiane que pour les sons de tête, en même temps qu'elle se gonfle par les côtés au point de ne laisser qu'à peine entrevoir la luette.

Larynx, timbre sombre.

Mais si la voix, en parcourant le registre de poitrine, conserve le timbre sombre pour toutes les notes, le larynx demeure fixé un peu au-dessous de la position du repos. Une légère dépression, accompagnée de gonflement des muscles sushyoïdiens vers les sons extrêmes, est le seul mouvement que l'on remarque extérieurement. L'abaissement et la dépression du larynx, ainsi que le gonflement des muscles sushyoïdiens, deviennent surtout manifestes lorsque le sujet cherche, par un dernier effort, à exagérer le timbre et à donner à sa voix tout le *volume* dont elle est susceptible ; dans cette dernière hypothèse, le larynx reste inébranlablement fixé dans la position la plus basse pour toute l'étendue du registre. *La position basse du larynx n'empêche*, comme on voit, *la production d'aucun son dans le timbre sombre*. On est obligé, pour faciliter cette position, de pencher la tête un peu en avant. La distinction des timbres ne commence à devenir sensible que vers le *ré*$_2$ [portée : clé de fa, ré] .

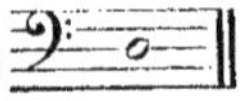

Lorsque le larynx produit le registre de fausset en timbre sombre, il prend encore la même position basse que ci-dessus, et la garde invariablement, si l'on essaie surtout d'augmenter le volume de la voix.

Quant aux sons de tête, le larynx les produit presque toujours en remontant avec rapidité. On ne pourrait empêcher ces mouvements qu'en faisant, pour grossir la voix, des efforts dangereux et souvent inutiles.

L'organe remonte pendant qu'il forme cette partie haute de la voix en timbre sombre, non pour raccourcir la colonne d'air, mais pour amoindrir sa propre capacité; ce qu'il ne pourrait faire s'il demeurait fixé en bas, puisque cette position le contraint à se dilater.

Tube, timbre sombre.

La distinction des timbres, avons-nous dit, ne commence à devenir sensible que vers le *ré* 2 [musical notation]. C'est aussi à partir de cette note que le voile du palais, qui s'était d'abord arqué, se soulève d'une manière appréciable jusqu'au *si*2. L'élévation se complète et ferme absolument l'ouverture postérieure des fosses nasales pour tous les sons subséquents. Dans cette période, la luette se contracte et finit par s'effacer; les constricteurs se sont graduellement resserrés, mais moins sensiblement que pour le timbre clair; enfin, la langue, dont la base est entraînée par l'abaissement du larynx, s'est profondément cannelée.

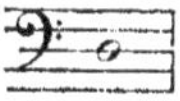

Le pharynx suit, pour le timbre sombre des registres fausset et tête, une marche semblable à celle que nous avons signalée dans la production du timbre clair des mêmes registres; ici seulement une différence se reconnaît dans la tension prononcée de la partie antérieure du cou.

Observons que la plus légère modification dans le timbre amène *nécessairement* un changement dans la position du larynx. On peut s'en convaincre en essayant de passer sur tous les tons alternativement, depuis le timbre le plus ouvert jusqu'au plus sombre, et l'on verra le larynx prendre des positions progressivement plus hautes ou plus basses, en raison de la clarté ou de l'obscurité du timbre.

Observons aussi que, dans les deux timbres qui nous occupent, les différents degrés de force ajoutés aux sons n'amènent aucune modification sensible dans les mouvements des organes du pharynx. L'effet contraire se manifeste dès que le chanteur essaie d'altérer tant soit peu la nuance du timbre; à l'instant même le voile du palais s'abaisse pour le timbre clair, tandis que le timbre sombre produit l'élévation du voile du palais et l'agrandissement du pharynx. Cet agrandissement devient *surtout sensible* lorsque le chanteur donne à sa voix tout le *volume* qu'elle peut comporter, bien que les sons soient d'ailleurs très faibles ; ce qui mérite d'être constaté. Cette exagération de volume ne peut avoir lieu que dans les conditions du timbre sombre et avec des efforts violents.

On peut vérifier les faits précédents sur tout individu assez exercé à les produire sans les confondre ni se méprendre sur leur nature. Le sujet doit éviter que des contractions sympathiques se joignent à l'action des muscles actifs ; ces contractions pourraient déplacer momentanément le larynx et faire croire à l'observateur que ces mouvements sont efficients, tandis qu'ils ne sont que secondaires. Le sujet doit aussi conserver la nuance du timbre invariablement. La plus légère modification amènerait un changement dans la position de l'instrument.

De ces faits on peut conclure que : *les mouvements d'ascension ou d'abaissement du larynx ne déterminent pas absolument le nombre de vibrations nécessaires pour produire un son*, ou, en d'autres termes, que : *les différentes longueurs qu'affecte le tube vocal n'ont pas, sur les degrés des sons ou sur le nombre de vibrations nécessaires pour produire un son, l'influence qu'on leur attribue communément* (1).

Considérations sur la production des registres.

Quand on veut inspirer d'une manière complète, on fixe le larynx aussi bas que possible par le relâchement de tous les muscles extrinsèques, sauf les muscles abaisseurs : le larynx acquiert ainsi la plus grande capacité. Le pharynx lui-même s'agrandit au-devant de l'air qui se précipite dans les poumons. Si dans ces conditions l'on expire avec force, tout l'air aspiré s'échappe à l'instant sans produire le moindre son. Ce fait prouve que ce développement du larynx n'est nullement favorable à la phonation.

Veut-on attaquer le son le plus grave du registre de poitrine, à l'instant l'on ressent une légère constriction interne et externe, et le larynx se fixe un peu au-dessus de la position précédente. Alors, aucun effort ne permettrait de chasser l'air aussi promptement qu'on eût pu le faire dans l'hypothèse qui précède. Cette

(1) On aurait pu ajouter cette autre conclusion : *que les différentes longueurs du tube vocal sont surtout déterminées par le caractère clair ou sombre que prend la voix, et non par le nombre de vibrations nécessaires pour produire un son*

impossibilité prouve la constriction interne. Pour ralentir l'issue de l'air et obtenir en même temps des vibrations, il a fallu que la partie la plus resserrée de tout l'instrument, et la plus vibratile tout à la fois, c'est-à-dire la glotte, se plaçât en guise de recouvrement sur la trachée-artère, opposât une résistance à l'air, et entrât en vibration par l'action de ce dernier. La glotte est donc le point où s'engendre le son le plus grave de la voix. (Tout porte à croire que la glotte, qui engendre le premier son bas, engendre également le registre entier de poitrine.)

La position la plus basse du larynx est la seule qui permette de produire ce son ; on tenterait en vain de l'obtenir dans une position plus élevée.

Un son quelconque du registre de poitrine peut toujours être attaqué par un coup net de la glotte qui, d'avance, s'est fermée ; l'air s'y accumule, et tout à coup elle s'ouvre pour produire des vibrations. Ce coup de glotte peut être aphonique.

La vibration du muscle que l'on appelle *thyro-arythénoïdien*, a été déjà démontrée par les expériences de M. Magendie sur des chiens vivants. Ces expériences font voir les vibrations mêmes des cordes en mettant la glotte à découvert.

M. Savart, en comparant les ventricules aux cavités des appeaux, leur a, le premier, attribué des fonctions actives dans la production des sons.

M. Magendie assigne aux ventricules une autre fonction. Suivant ce savant professeur, les ventricules seraient destinés à isoler les lames inférieures des parois du larynx. Cette opinion, en effet, semble se vérifier sur le larynx du bœuf. Ce larynx étant dépourvu de ventricules, les tendons vocaux ne parviennent à s'isoler qu'au moyen de l'action de l'apophyse interne des cartilages arythénoïdes, qui est très prolongée.

Lorsque les deux apophyses se mettent en contact, elles entraînent l'une vers l'autre les cordes vocales, qui s'avancent au-devant de la colonne d'air par le bord libre, et s'amincissent de plus en plus. Ainsi détachées des parois du larynx, les lèvres de la glotte ont, tant au-dessous qu'au-dessus, tout l'espace nécessaire pour accomplir des vibrations étendues.

Le rôle des lèvres supérieures n'a été déterminé jusqu'à présent par aucun auteur. Il est évident que, servant à former la partie haute des ventricules, ces lèvres ne peuvent rester étrangères à la production du registre qui nous occupe ; mais quel est leur role ? Est-il passif ? Est-il actif ?...

La glotte inférieure, la plus importante des deux, étant le point ou s'engendre la série de sons que l'on était convenu d'appeler registre de poitrine, il nous semble qu'on ne doit pas conserver plus longtemps cette dénomination, pas plus que celle de registre laryngien. La première donne une fausse idée du lieu où naît la série de sons dont il s'agit ; la seconde ne détermine pas le point précis où naissent les vibrations. Ne faudrait-il pas leur substituer un nom plus précis et plus rationnel ?

Registre de fausset-tête ne faisant qu'un seul.

Lorsqu'on élève graduellement la voix du registre de fausset au registre de tête, on emploie, par une propension instinctive qui est générale, pour le premier registre, le timbre clair, et pour le second, le timbre sombre. Celui qui écoute reconnaît, à partir des sons *ré* ♯$_3$, et *mi*$_4$, plus de rondeur et de pureté dans la voix, et celui qui chante éprouve un retentissement assez prononcé vers l'apophyse basilaire. Ces effets ont fait croire que les notes *ré* ♯$_3$, *mi*$_4$ étaient la séparation de deux registres, l'un inférieur, fausset, l'autre supérieur, tête. Nous devons combattre cette croyance, puisque la séparation n'est pas le résultat d'un mécanisme différent du larynx, mais un effet de timbre que nous avons indiqué plus haut.

La différence d'effet et la précision des limites, qui, dans le cas précité, séparent ces deux fractions de la voix humaine, disparaissent dès que l'on passe de l'une à l'autre dans le même timbre.

A cette considération, nous pouvons ajouter que si les deux portions de la voix humaine qui nous occupent constituaient deux registres différents, il faudrait que le larynx, pour les produire, agît d'après les lois qui règlent des registres de nature et de mécanisme différents, c'est-à-dire que, pour articuler les sons bas de chacune d'elles, le larynx devrait reprendre la position la plus basse, ainsi que nous l'avons vu entre le registre de poitrine et de fausset ; il faudrait encore qu'entre les sons de fausset et de tête, il y eut des notes communes, ou bien au contraire que ces deux portions de voix fussent séparées par une lacune, comme nous le verrons entre le registre de poitrine et le registre de contre-basse. Bien loin de là, les sons de fausset et de tête se suivent, et forment une mutuelle prolongation pendant laquelle le larynx opère comme l'exige la succession des sons d'un seul registre : donc, il n'en existe effectivement qu'un seul.

Du registre de fausset-tête.

La position *fixe et basse* que peut garder le larynx, pendant qu'il parcourt dans toute son étendue le registre de fausset-tête, prouve que ce registre, comme le registre de poitrine, *s'engendre dans le larynx seul, et non sous l'influence absolue des diverses longueurs du tube vocal.* On voit déjà que nous ne pensons pas que ce registre, ni en totalité ni en partie, puisse se former dans le pharynx.

Cet organe, en effet, subit des variations constantes de forme et de capacité toutes les fois qu'un même son du registre en question passe par différentes nuances de timbre et de volume. Ces variations devraient amener, non des modifications de timbre, mais des différences d'intonations, ce qui n'est pas. D'ailleurs, l'isthme du gosier, formé par le voile du palais, les piliers et la langue, ne remplit, ce nous semble, aucune des conditions nécessaires pour entrer en vibration : il n'a ni insertions fixes, ni tensions, ni rétrécissement suffisant, ni homogénéité de parties, etc., etc.; et, sans ces conditions, comment obtenir des vibrations ?

Quand on essaie de donner le premier son bas de fausset, nous avons vu que le larynx se resserre vers la glotte et s'abaisse comme il le ferait pour donner le son de poitrine le plus grave. Quoique cette première condition soit la même pour les deux registres, nous allons voir une différence totale dans les résultats.

Le registre de fausset ne peut commencer, dans les sons bas, que depuis une 5e jusqu'à une 8e au-dessus du son le plus grave du registre de poitrine. En effet, si un individu (homme), après avoir émis la note la plus basse de poitrine, sol_1, par exemple, essaie de produire le même son en fausset, il n'obtiendra que l'une des notes $ré_2$, $mi\flat_2$; quelquefois il lui sera impossible, dans le premier instant, de produire une autre note que l'octave sol_2. Ces notes sont difficiles à attaquer et ne sortent que précédées d'un frôlement ; toute tentative, pour descendre davantage, ne ferait sortir que de l'air insonore.

Les voix d'hommes peuvent articuler les notes $ré_2$, mi_2 ; mais rarement elles peuvent aller au-dessous.

Quand, pour attaquer ces mêmes sons, on emploie le coup de glotte, il est impossible de réussir dès le premier essai, et, à moins d'être très exercé, on n'obtient d'abord qu'une note de poitrine ;

puis il s'opère un frôlement, et la voix passe en second lieu à la note de fausset. Cette note reste d'ailleurs mal affermie, et il suffit du moindre effort pour faire reparaître la première. Le frôlement et le manque de fermeté dans les sons constatent, suivant nous, un état de relâchement dans la glotte.

Lorsque, sur une note commune aux deux registres, on passe de l'un à l'autre, on ressent un déplacement du point de vibration, accompagné d'une secousse du larynx. Si la note commune aux deux registres est grave, le déplacement du point de vibration ainsi que la secousse du larynx s'exécutent dans un espace très resserré et le passage entre les deux registres n'est pas difficile ; mais si la note est déterminée dans une partie aiguë des registres, le déplacement du point de vibration est grand, et la secousse qu'en reçoit le larynx est toujours brusque. Ce déplacement est d'autant plus grand et la secousse du larynx d'autant plus brusque, que la note est prise dans une partie plus aiguë ; le point de vibration paraît remonter et s'arrêter aux cordes supérieures pour le fausset, et descendre et s'arrêter aux cordes inférieures pour la voix de poitrine.

On pourrait, ce nous semble, inférer de ce qui précède que les points de création des deux registres, rapprochés pour les sons bas, s'éloignent de plus en plus dès que la voix s'élève.

Si, à un son de poitrine, on fait succéder l'unisson de fausset, aussitôt les vibrations s'affaiblissent au toucher et à l'ouïe. Cette diminution de force ferait supposer que la dépense de l'air a aussi diminué proportionnellement, et pourtant, c'est le contraire qui a lieu ; le son de fausset, quoique très faible relativement au son de poitrine, épuise beaucoup plus vite l'air contenu dans les poumons ; il y a donc, pour le son de fausset, un agrandissement de la glotte qui n'existe pas pour le même son de poitrine (1). Ce fait devient d'autant plus saillant que le son commun aux deux registres est plus grave.

Ces différentes observations nous portent à croire que la glotte inférieure obéit à un mécanisme différent de celui qui lui sert à produire le registre de poitrine ; mais on peut encore supposer que la glotte inférieure emprunte le secours de la glotte supérieure ;

(1) En effet, les sons bas de ce registre exigent si peu de contractions, qu'ils deviennent un repos pour le chanteur, tandis que les mêmes sons le fatigueraient s'il les donnait en voix de poitrine.

et alors il resterait à déterminer comment l'action des deux glottes se combine.

Le registre fausset-tête n'étant engendré, comme on le voit, ni hors du larynx, ni au-dessus, il ne faudrait pas le désigner par le nom de sus-laryngien. Bien moins faudrait-il lui conserver le nom de fausset ou faucet, double orthographe qui rattache ce mot soit à l'étymologie italienne *falsetto*, soit à l'étymologie latine *fauces*. Le nom de registre de tête est également inexact, car la surface basilaire, bien qu'on y ressente parfois un ébranlement lorsque ce registre reçoit le timbre sombre, n'est pas un lieu propice à sa formation.

[[Le registre de fausset a été l'objet des recherches d'un grand nombre de physiologistes, et, s'il faut le dire, aucun n'est arrivé à des résultats complétement satisfaisants. Parmi les diverses théories proposées, celle de M. Muller [1] est la seule qui mérite un examen sérieux [2]. Il l'a formulée en ces termes (§ XIX, p. 94) : « La différence essentielle des deux registres consiste en ce que les bords des cordes vocales vibrent seuls dans les sons de fausset, tandis que, dans ceux de poitrine, les cordes entières exécutent des vibrations vives et à grandes excursions. » Cette doctrine, je l'avouerai, me paraît sujette à quelques objections importantes, et que je soumets avec déférence à l'examen de l'illustre professeur.

Comment expliquer, par les seules vibrations du bord de la glotte, la puissante voix de madame Devrient? Cette cantatrice ne peut donner qu'au moyen d'une poussée très vigoureuse de l'air ces notes dramatiques qui, remplissant au besoin le plus vaste théâtre, dominent tout un orchestre et une masse de chœurs réunis. Comment comprendre que, soutenues ainsi par une puissante colonne d'air, ces vibrations se circonscrivent aux bords des cordes vocales et laissent, sans les entraîner dans leur mouvement, les muscles thyro-arythénoïdiens, les ventricules et la glotte supérieure? Madame Grisi, malgré l'éclat et la plénitude de sa voix, qui s'étend depuis le *si* $\flat_2$ jusqu'à l'*ut* $\sharp_4$, n'a jamais fait usage d'un son de poitrine. Se peut-il qu'elle obtienne de si puissants effets sans mettre en mouvement les mêmes organes? Si l'on songe que le registre de fausset domine, aussi bien pour le chant que pour la parole, dans la plupart des voix de femme, si l'on considère en outre que souvent la voix de poitrine n'est employée que

(1) J. Muller, *Physiologie du système nerveux*.

(2) La discussion qu'on va lire a été nouvellement introduite dans ce mémoire.

dans le *pianissimo*, on sera conduit, par la doctrine que nous examinons, à cette conclusion étrange que, dans les voix de femme, le plus grand effet serait produit par la moindre partie de l'organe.

Maintenant, voici une objection plus directe. Certains sons très aigus et très minces de la voix de poitrine sont produits, suivant nous, par les vibrations seules des bords de la glotte (ligaments de la glotte) On sait quel empire l'exercice peut nous assurer sur les divers organes de l'appareil vocal. Or, supposons qu'un chanteur convenablement exercé relâche complétement les muscles extrinsèques, puis qu'au moyen d'une contraction bien calculée des thyro arythénoïdiens et des crico-arythénoïdiens postérieurs, il rapproche jusqu'à les réunir presque l'un à l'autre les ligaments de la glotte, et qu'en outre il amincisse de plus en plus la colonne d'air jusqu'à la réduire à un filet très délié, il obtiendra des sons d'une extrême ténuité, et en même temps d'une pureté et d'une clarté parfaites. Ces notes n'atteignent tout leur éclat qu'à partir du mi_3. De ce point elles peuvent s'élever, chez les ténors, jusqu'à l'ut_4, $ut\sharp_4$, $ré_4$, $mi\flat_4$ et même au-delà; on entend même *des basses-tailles profondes* donner le $fa\sharp_3$, le sol_3, le $la\flat_3$. Pour les femmes et pour les enfants, chez qui la glotte est étroite et en même temps les ligaments vocaux très délicats, nous n'avons pas expérimenté jusqu'où pourrait s'élever cette série de sons. Chez les plus jeunes sujets, nous présumons, d'après quelques faits isolés, que l'emploi du procédé qui nous occupe pourrait la porter au moins jusqu'au sol_4 (1). Au reste, il ne tiendra qu'au chanteur de s'assurer que ces notes appartiennent réellement au registre de poitrine. Il lui suffira d'augmenter la pression de l'air, de contracter les parties de l'organe qu'il tenait dans un état de relâchement; alors les vibrations des ligaments vocaux se communiqueront à l'instrument entier; le son s'accroîtra, *sans secousses* et *sans changer de nature*, jusqu'à prendre la puissance mâle des sons de poitrine. Cet exercice nous le déclarons très fatigant, et il faut déjà un grand effort pour que la voix se maintienne sur le $si\flat_2$, $si\natural_3$. Cette difficulté s'explique aisément. La production du $ré_4$, $mi\flat_4$, etc., en voix de poitrine, exige une extrême étroitesse

(1) Ne se peut-il pas que dans les expériences tentées sur les larynx détachés du corps, ces notes se soient présentées et qu'on ait cru reconnaître des sons de fausset? Dans les premières études de chant, on prend fréquemment un registre pour l'autre. La ressemblance des timbres est, dans quelques circonstances, capable d'induire en erreur ceux qui prendraient uniquement la sonorité pour tout guide.

de la glotte. Cette disposition est facile à entretenir sous la faible pression d'une mince colonne d'air, pourvu qu'aucune action des muscles sous-hyoïdiens ne vienne la combattre; mais elle n'est plus possible dès qu'on oblige la glotte à produire la voix de poitrine dans toute sa plénitude. Ici, en effet, la poussée de la colonne d'air doit etre énergique et l'attraction des muscles sous-hyoïdiens vigoureuse; enfin le raccourcissement de la trachée-artère est inévitable. Tout tend dès lors à élargir la glotte et à combattre les contractions des muscles thyro-arythénoïdiens. Cette lutte sera d'autant plus frappante que l'on s'essaiera sur des timbres plus couverts.

Les considérations qui précèdent me paraissent établir que les *vibrations des bords de la glotte* ne constituent pas un *système* de vibration distinct de celui qu'engendre *la corde entière*, et que, par conséquent, ces deux systèmes ne peuvent donner naissance à deux registres différents. Ces mêmes considérations semblent au contraire autoriser à conclure : que les vibrations des bords de la corde aussi bien que celles de la corde entière ne forment qu'un seul système; que ce système comprend le muscle arythénoïdien que recouvre ce tendon, et que le registre de poitrine avec toutes ses modifications de force et d'étendue, est le seul que produise l'action de cet appareil.

La nécessité d'un second mécanisme distinct du premier devient alors indispensable pour la production du registre de fausset. Or, sans pouvoir dire quel est ce mécanisme, voici divers faits qui semblent établir l'existence d'un mécanisme différent.

On trouve dans un ouvrage publié au seizième siècle les vers qui suivent :

J'ay veu, comme il me semble,
Ung fort homme d'honneur,
Luy seul chanter ensemble
Et dessus et teneur.
Olbeken, Alexandre,
Jossequin ne Bugnois
Quy sçaivent chants espandre,
Ne font telz esbanoys(1).

Aujourd'hui, chez les Baskirs, plusieurs individus possèdent l'étonnante faculté de produire à la fois deux parties parfaite-

(1) *Recollection des merveilles advenues en nostre temps, commencée par G. Chastelain, et continuée jusqu'à present par Jehan Molinet.* Anvers, G. Vosterman, in-4, goth. (vers 1520.)

ment distinctes : une pédale et une mélodie aiguë. Le chanteur commence par une longue note qu'il attaque sur un son très rauque et fort élevé ; il baisse ensuite le son en le traînant jusqu'à la note qui lui sert de pédale et qu'il n'abandonne plus. C'est sur cette note qu'il fait alors entendre une cantilène. Voici une mélodie du genre :

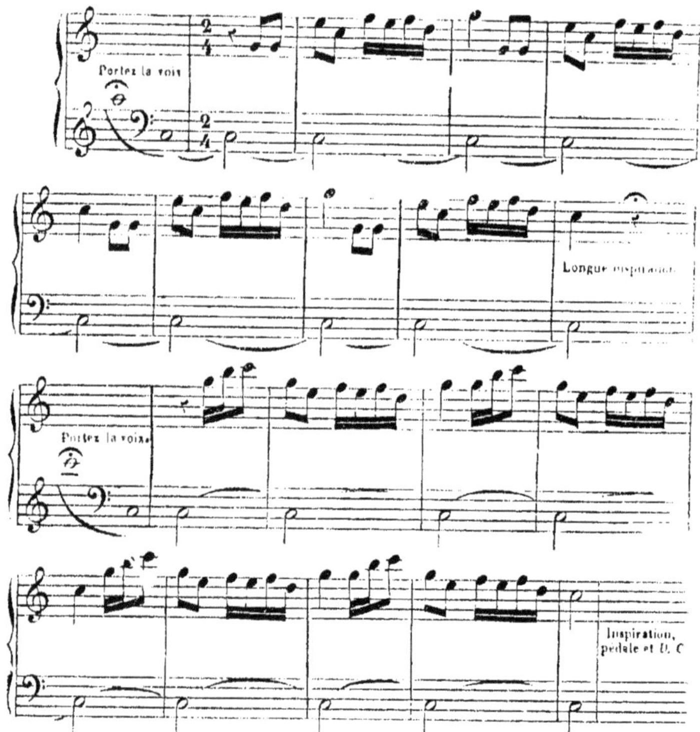

Aux différentes reprises de l'air, la pédale varie entre la tonique et la dominante. D'autres fois ce sont de petites mélodies à roulades placées sur la pédale et semblables aux mélodies que les Espagnols nomment *cañas*. Au reste, l'effort de la respiration, la rougeur et l'enflure des joues, tout dénote chez ces chanteurs les efforts et la fatigue. Ils compriment si fortement l'air dans leur poitrine, qu'au moment de le renouveler ils en laissent échapper au moins autant qu'ils en ont dépensé dans l'exécution. Tout le temps que cette exécution dure, leur voix ressemble parfaitement à un son faible de guimbarde. Dans toute autre circonstance, leur organe est celui de tout le monde. On ne peut donc supposer que ce phénomène résulte d'une conformation vicieuse des organes. On ne saurait non plus l'attribuer à une supercherie quelconque. L'exemple de cette faculté se rencontre très fréquemment chez les paysans qui conduisent les chevaux à Saint-Pétersbourg. Ces hommes ne songent en aucune façon à se prévaloir ni à faire trafic de leur talent; ils le doivent à une habitude contractée dès l'enfance, et ils permettent d'ailleurs qu'on examine leur bouche pendant qu'ils se livrent à leur exécution. La pédale et la cantilène produites concurremment ne semblent-elles pas exiger impérieusement un système de vibrations parfaitement indépendant pour chaque registre? Pour qu'il en fût autrement, il faudrait supposer que ces deux parties appartiennent au même registre, et alors les lèvres de la glotte devraient pouvoir être soumises à deux systèmes simultanés de vibrations, hypothèse dans laquelle ces deux systèmes se paralyseraient l'un l'autre. En supposant toujours que les deux parties dépendent d'un même registre, on pourrait admettre plus aisément que chaque lèvre exerce une action indépendante. Des expériences mêmes de J. Müller et de celles de Cagnard-Latour, il résulte qu'une lèvre peut vibrer et produire un son pendant que l'autre est au repos ou produit un son à la tierce du premier. Mais ces faits ne suffiraient pas seuls à expliquer la coïncidence d'une cantilène sur une pédale. On pourrait enfin supposer que la paire de lèvres supérieure, aidée dans son jeu par la réaction de l'air contenu dans les ventricules, fait entendre une des parties, tandis que l'autre partie serait due à l'action des lèvres inférieures.

Au reste, je l'ai dit au début, je soumets l'examen de ces vues, qui me semblent nouvelles, au savant professeur de Berlin, heureux si je pouvais provoquer de sa part des expériences qui, sans doute, résoudraient définitivement une question aussi importante. ||

Il reste encore à étudier le registre de contre-basse.

Registre de contre-basse.

Par ce nom, je désigne une série de sons graves et rauques assez semblables au trémolo de l'orgue ou à un ronflement fort et soutenu. Cette espèce de voix comprend les sons les plus graves de la contre-basse, et peut s'étendre au moins depuis le *mi* 2, jusqu'à la quinte inférieure environ.

Pour former cette étendue, il faut remonter complètement le larynx et gonfler la cavité pharyngienne. Les premiers essais dessèchent le gosier, ce qui détermine des mouvements de toux.

L'épiglotte doit avoir, ce nous semble, une grande influence sur l'abaissement des sons dont il est ici question. En effet, plus on veut leur donner de gravité et plus il faut remonter le larynx, ce qui doit forcément faire baisser l'épiglotte en guise de la languette imaginée par M. Grenié. Bien que nous ne puissions encore donner la théorie du registre que nous décrivons, nous pouvons cependant avancer avec quelque probabilité que la glotte prend une part importante à sa formation. En effet, il paraîtrait, d'après la sensation qui accompagne l'emploi de ce registre, que la glotte vibre dans toute sa longueur. Ces vibrations sont si puissantes qu'elles ébranlent le larynx dans son entier.

En comparant ce registre au registre de poitrine, on voit non-seulement que les sons qui le composent diffèrent par leur nature des premiers, mais encore qu'ils se tiennent dans une région beaucoup plus basse; malgré cette circonstance, le larynx doit être tout à fait remonté pour les produire, tandis qu'il s'abaisse jusqu'aux dernières limites pour articuler les sons graves du registre de poitrine.

Le docteur Bennati a été le premier à reconnaître ce registre chez le chanteur Ivanoff; mais il a mal jugé ce fait singulier d'élévation du larynx accompagnant les productions des tons graves qui nous occupent; et ce phénomène mal compris lui a paru renverser les idées reçues par les physiologistes. Il a pensé : « 1° que l'abaissement du larynx ne doit point être considéré comme indispensable à la production des sons graves; 2° que si le larynx était abandonné à lui-même, c'est-à-dire à sa seule puissance musculaire, il ne pourrait jamais parvenir à donner le nombre extraordinaire de sons que nous admirons, etc., etc. »

A ma connaissance, ce registre n'a été employé jusqu'à présent que par quelques basses-tailles russes. Ce registre, bien qu'il soit chez ces basses-tailles d'un usage admirable pour accompagner les autres voix, ne me semble pas applicable, en général, à l'art du chanteur, et cela par deux motifs : d'abord il existe, au moins pour les voix ordinaires, une lacune entre les notes de poitrine les plus graves et les sons de *contre-basse*. Cette lacune pourrait, il est vrai, disparaître dans les voix de basse-taille profonde. A celles-là il serait possible non-seulement de réunir ces deux parties de la voix, mais même de former des sons communs aux deux registres.

Le deuxième inconvénient, et le plus fâcheux, consiste dans la diminution de l'étendue des autres registres qu'occasionne infailliblement l'usage fréquent et prolongé de celui-ci. Les basses russes justifient elles-mêmes cette observation ; après un certain laps de temps, il ne leur reste que la voix de contre-basse et une faible étendue de la voix de poitrine.

Nous pourrons terminer ce chapitre en résumant ce que nous avons dit relativement aux trois registres, c'est-à-dire *que le larynx seul est le producteur de toutes les vibrations qui forment une partie quelconque de la voix humaine*. Bien que les trois orifices par lesquels l'air s'échappe semblent contribuer tous à la formation des trois registres dont se compose cette voix, il peut y avoir un mécanisme différent pour produire chaque registre; ceux-ci représentent, en quelque sorte, trois instruments différents et, jusqu'à un certain point, indépendants l'un de l'autre.

Voix inspiratoire.

On sait que la voix peut être formée non-seulement lors de la sortie de l'air renfermé dans la poitrine, mais aussi au moment où l'air traverse le larynx pour pénétrer dans les poumons. Cette voix inspiratoire est rauque et inégale, mais pourtant assez étendue, surtout dans les sons élevés qui peuvent surpasser les sons les plus aigus de la voix de tête, et cela également chez l'homme et chez la femme.

Cette espèce de voix ne saurait trouver place dans le chant proprement dit; réservée exclusivement à la déclamation, elle peut servir à exprimer certains mouvements de la passion extrême, tels que les gémissements, les sanglots comprimés, etc. Mais l'usage qu'on peut faire de cette ressource doit être réglé par le goût le plus sévère.

Considérations sur la formation des timbres.

Il n'est nullement douteux, d'après nos observations, que les mouvements du pharynx soient indispensables pour la production des timbres. Ajoutons que ces mouvements résultent eux-mêmes en partie de ceux du larynx qui, servant de base au tube vocal, doit nécessairement s'élever ou s'abaisser pour permettre à ce tube de se raccourcir ou de s'allonger, et de varier sa forme, son diamètre et la tension de ses parois.

Comme le pharynx est de tous les points du tube vocal celui qui réunit les organes les plus importants, c'est lui aussi qui peut principalement remplir, dans son ensemble, l'office d'une cavité destinée à modifier les sons émis par le larynx (1).

Et d'abord, le voile du palais, placé entre la bouche et les fosses nasales, peut faire varier les dimensions et la forme de ces ouvertures par ses différentes positions. Il peut, en se présentant sous forme de biseau au-devant de la colonne d'air, la briser et la partager en deux courants d'air, dont l'un pourra prendre du retentissement dans le nez, et l'autre s'écoulera par la bouche. Ces deux courants auront une importance diverse suivant l'angle d'inclinaison du voile du palais. Si celui-ci se relève jusqu'à la position horizontale, il bouche l'ouverture postérieure des fosses nasales, et alors la colonne d'air vient frapper contre la voûte palatine qui se présente recourbée à angle droit, et la bouche seule constitue le tuyau sonore. Si l'abaissement du voile du palais est complet, la colonne d'air glisse immédiatement derrière lui et monte dans les fosses nasales qui seules offrent une issue au son.

Pendant que s'opèrent ces mouvements du voile palatin, la langue, de son côté, suit toujours l'action du larynx. Ses mouvements, ainsi que ceux du larynx, s'exécutent toujours en sens inverse de ceux du voile du palais ; ainsi, lorsque le voile du palais se voûte, la langue, sous l'influence du larynx, se creuse profondément par la ligne médiane de la partie postérieure, et l'isthme du gosier présente la forme d'un ovale. Si le voile du palais s'abaisse, la langue se relève et se gonfle par sa base, et ces deux organes peuvent se rapprocher au point de se mettre en contact. La forme qui, graduellement, résulte de ce rapprochement est assez semblable à celle d'un croissant.

Nous venons de considérer les formes sous lesquelles le corps de l'instrument peut s'offrir à la colonne d'air; examinons maintenant les points du tuyau que la colonne d'air peut aller frapper, suivant que le larynx, en raison de son élévation et des mouvements de bascule qu'il a reçus, lui imprime une direction verticale ou inclinée en avant.

(1) Les changements de forme que le pharynx peut recevoir étant principalement dus à l'action du voile du palais et de la langue, c'est sur les mouvements de ces deux organes que doit surtout se porter l'attention du chanteur.

Lorsque le larynx est abaissé, il dirige la colonne d'air verticalement; lorsqu'il est remonté, il peut, en raison du mouvement de bascule plus ou moins prononcé qu'il a reçu, diriger la colonne d'air ou contre l'arc du palais, ou au-devant de son voile, ou enfin tout à fait en avant contre la partie osseuse de la cloison buccale. Les constricteurs, par leur resserrement, embrassent la colonne d'air et la dirigent vers l'une de ces parties.

Ce tuyau que le son parcourt pouvant s'allonger et se raccourcir, devenir plus large ou plus étroit, pouvant se dessiner en ellipse ou se briser à angle droit, pouvant enfin se tenir dans une des nombreuses formes intermédiaires, remplit à merveille les fonctions de réflecteur ou de porte-voix.

Maintenant, comment faut-il employer ces divers mouvements du larynx et du gosier pour communiquer à la voix les différents timbres?

Timbre clair.

Lorsqu'on veut produire le timbre clair, il faut d'abord que le larynx remonte proportionnellement à l'élévation des sons; de plus, que le voile du palais soit abaissé, et enfin que l'isthme du gosier se rapetisse. Alors, bien que l'ouverture postérieure des fosses nasales se présente libre, la colonne sonore, par la direction inclinée qu'elle a reçue du larynx, se trouve acheminée vers la partie osseuse et antérieure du palais, et la voix, sans aller frapper dans les fosses nasales, sort éclatante et pure. Il faut, dans ce moment, fendre un peu la bouche.

Les voyelles *A*, *E*, *O*, ouvertes à l'italienne, sont des modifications du timbre clair qui amènent cette conformation de l'organe. Le timbre clair est facilité par le renversement de la tête en arrière, renversement qui laisse prendre à la colonne sonore un mouvement plus direct vers l'issue. Dans ces conditions le tube buccal se trouve raccourci, sa courbe a diminué, et le larynx se présente à l'isthme du gosier. Les replis arythéno-épiglottiques étant, à cet instant, plus résistants et d'une hauteur moindre, devront contribuer à rendre ce timbre plus éclatant.

Timbre sombre.

Le timbre deviendra sombre si le chanteur fixe le larynx à la position basse et s'il relève horizontalement le voile du palais. Dans ce cas, le pharynx représente une voûte allongée, et la colonne d'air qui s'élève verticalement frappe contre l'arcade palalue sans entrer dans l'ouverture basilaire qui reste fermée. Le son se fait entendre mordant, plein et couvert. C'est ce qu'on appelle *voix mixte sombrée*. Le tube est long, profond et recourbé à angle droit par l'abaissement du larynx. La voyelle *u*, prononcée *ou*, donne ces dispositions à l'organe. Remarquons que, pour produire les timbres sombres, on creuse la base de la langue.

Caractère éclatant ou sourd de la voix.

Indépendamment des timbres clair et sombre que peut recevoir chacun des deux registres, on peut encore communiquer à la presque totalité des sons dont ces registres se composent un caractère *éclatant* et métallique ; on peut au contraire les rendre complétement *sourds*. Dans le premier cas, on éprouve un resserrement vigoureux de la glotte, et l'air s'échappe avec une certaine lenteur ; dans le deuxième, un grand relâchement se fait sentir à la même ouverture, et malgré la faiblesse du résultat qui accompagne ce relâchement, l'air s'échappe avec une rapidité quatre ou cinq fois supérieure. Ces effets démontrent clairement que la production des sons éclatants résulte d'une ouverture de la glotte moindre que dans l'émission des notes sourdes. Ajoutons que lorsque nous pinçons fortement la glotte, nous pouvons à la fois déterminer un certain resserrement, une espèce de condensation des tissus du pharynx, disposition des plus favorables au nerf et à l'éclat de la voix. Au contraire l'écartement des muscles arythénoïdes détermine chez ces mêmes tissus une flaccidité qui enlève aux ondes sonores, ou absorbées ou mal réfléchies, la plus grande part de leur éclat.

Il faut considérer ces timbres comme les deux principaux, indépendamment desquels il en existe une très grande quantité d'autres qui, pour se produire, empruntent, les uns au timbre clair, les autres au timbre sombre, ce que ces timbres ont d'essentiel dans leur mécanisme. En effet, on observe que la voix peut revêtir des caractères très variés, soit que l'on forme les diverses voyelles et les modifications dont chacune est susceptible, soit que l'on produise des sons sous l'influence des passions. Il n'est aucun de ces nombreux caractères que l'on ne parvienne, après un long exercice, à reproduire à volonté.

Nous allons étudier quelques-uns des plus remarquables.

Timbre guttural.

Lorsque la langue se gonfle par la base, elle refoule l'épiglotte sur la colonne d'air, et la voix sort comme écrasée. On peut vérifier cette disposition de la langue en appuyant extérieurement sur l'os hyoïde avec les doigts. Cette dernière circonstance fait prendre au son un timbre guttural qui ne se présenterait pas, même sous la pression des doigts, si la langue n'était pas gonflée par sa base.

On voit déjà que, pour corriger la défectuosité de ce timbre, il faut creuser la langue par sa base, et cette disposition doit être conservée, à différents degrés, dans l'émission de toutes les voyelles italiennes, afin de les rendre toutes sonores. Par conséquent, la langue, qui est principalement chargée, par ses mouvements, de transformer la voix en voyelles, devra se mouvoir surtout par les bords latéraux, faiblement par le milieu, et nullement par la base. Ajoutons que la séparation des mâchoires doit être à peu près uniforme pour toutes les voyelles. Ces conditions remplies, elles se produiront toutes pures et égales de teinte.

Timbre nasal.

Lorsque l'appareil vocal se dispose dans les conditions qui produisent le timbre clair, la voix peut recevoir un caractère nasal, si la colonne d'air sonore va directement prendre son retentissement dans les fosses nasales avant de s'écouler par la bouche. C'est en pinçant les narines qu'on peut reconnaître si la colonne d'air, dès qu'elle sort du larynx, se dirige vers les fosses nasales avant de traverser la bouche, ou si elle s'achemine immédiatement vers cette dernière cavité. Dans ce cas, le son sera clair et pur; dans le cas précédent, la voix sera complétement nasillarde.

Timbre rond.

Lorsque le larynx prend une position un peu plus basse que pour le timbre clair, et que le voile du palais se soulève médiocrement, la colonne sonore se redresse un peu et va frapper contre le milieu du palais. Alors la voix sort éclatante, mais plus arrondie que dans le timbre clair.

La voix perdra de l'éclat et gagnera de la rondeur, si le voile du palais se relève davantage encore, de façon à ne laisser qu'une légère communication avec les fosses nasales. Dans cette circonstance, la colonne d'air, qui est à peine inclinée, va frapper au-devant de l'arcade palatine.

Timbre rauque.

La voix peut devenir rauque, caverneuse, si, au moment où le voile du palais est relevé, on augmente l'écartement des piliers.

Remarquons que les replis arythéno-épiglottiques doivent, pendant que le larynx est abaissé, présenter en même temps et plus de développement en hauteur et moins de résistance que pour le timbre clair; leur effet sur le son doit probablement être d'en diminuer l'éclat.

La teinte sombre de la voix s'augmentera toujours si l'on présente un obstacle aux ondes sonores. C'est ainsi que la langue relevée par sa pointe, ou le rapprochement des lèvres, suffisent pour produire cet effet.

On peut simuler les lèvres en appliquant la paume des mains près de l'axe de la bouche. On assourdit graduellement le son par ce procédé.

L'hypertrophie des amygdales peut encore assourdir la voix en agissant comme obstacle. Les jeunes personnes présentent souvent l'exemple de ce fait. Il est accompagné, chez elles, de la difficulté de former et d'étendre la voix de tête. Au reste, cette difficulté est commune à tous les organes de femme dans l'état de fatigue.

On peut aussi assourdir la voix en dépensant l'air outre mesure. Les sons suffoqués en sont des exemples. L'air excédant frotte les parois de l'instrument et occasionne un bruit qui contribue à ternir les sons.

On conçoit qu'il y aura autant de nuances dans les timbres que de variétés dans la combinaison des conditions mécaniques que nous venons de décrire.

La raison des changements de sonorité que tous ces divers mouvements impriment à la voix est jusqu'à présent restée inconnue. Elle paraît être le résultat de plusieurs causes simultanées :

1° La résistance plus ou moins grande des parois du tube de l'instrument;

2° Les configurations différentes que prend le tube. Celles-ci pourraient contribuer à produire les deux timbres par une réflexion presque rétrograde pour le timbre sombre, et moindre pour le timbre clair. Cette idée peut se confirmer par le fait suivant : Si l'on émet alternativement aux bouts large et étroit d'un tube conique des sons appartenant à un même timbre, ne seront plus clairs s'ils sortent par la grande ouverture qu'ils ne le seraient s'ils sortaient par la petite ;

3 Enfin, les configurations différentes du tuyau pourraient imprimer une forme différente à la surface des ondes sonores, et celles-ci produiraient alors diverses sensations sur notre ouïe.

L'ensemble des observations que l'étude des timbres nous a fournies peuvent se résumer en un seul principe ainsi formulé : *chaque modification introduite dans le mode de produire des vibrations engendre un timbre différent, et toute modification que subit le tube d'émission modifie le timbre primitif.*

Intensité, volume

Quoique l'intensité et le volume se trouvent souvent réunis, il ne faut pas les confondre. L'accroissement de force n'entraîne pas l'augmentation de volume : un son peut être faible et gros tout à la fois.

L'intensité de la voix dépend d'abord de la présence d'un corps sonore. L'on sait, en effet, que les vibrations d'une corde, d'une embouchure, isolées, produisent toujours un son grêle, et que, pour le renfler, il faut réunir l'embouchure ou la corde à un corps d'instrument qui vibre, avec la masse d'air qu'il contient, à l'unisson du vibrateur. De même le larynx, séparé du pharynx, ne produirait que des sons maigres et criards. L'aptitude à vibrer des cordes vocales, les dimensions du larynx, du thorax, des poumons, des cavités pharyngiennes, buccales, nasales, la disposition de ces mêmes cavités à résonner, constituent la puissance absolue de la voix d'un individu.

Les physiciens attribuent l'intensité aux compressions plus ou moins fortes que l'air a reçues du corps sonore. Or, plus l'air sortant de la poitrine sera chassé avec force, plus les vibrations des cordes vocales auront d'étendue.

Le volume du son requiert toujours, quel que soit le degré d'intensité, une grande capacité du pharynx et la position abaissée du larynx, c'est-à-dire les conditions du timbre sombre.

Ainsi donc, l'intensité et le volume diffèrent en ce que la première dépend de l'émission d'air plus ou moins grande et de l'amplitude des vibrations qu'elle peut communiquer aux cordes vocales : le second, de la capacité du corps sonore.

Pour résumer en peu de mots ces idées sur la voix et ses modifications, nous dirons que l'instrument où se produit la voix humaine est formé de trois parties, dont chacune a son mode d'action particulier, savoir :

Un soufflet ou porte-vent (poumons et trachée) ;

Un vibrateur (larynx) ;

Et un réflecteur ou modificateur du son (pharynx et cavités nasale et buccale).

Le chanteur, pour dominer les difficultés matérielles de son art, doit posséder le mécanisme de toutes ces pièces au point d'en isoler ou d'en combiner l'action, suivant le besoin.

Je dois ajouter ici les remarques que j'adressai à l'Académie des Sciences à l'occasion d'un passage du rapport fait par M. Dutrochet. Ces remarques sont consignées dans le *Compte rendu des séances de l'Académie des Sciences*, séance du lundi 19 avril 1841, p. 693.

« Avant que MM. Diday et Pétrequin eussent établi, dans leur mémoire, la fixité du larynx pendant l'émission de tous les tons de la gamme en timbre sombre, je l'avais enseignée pendant plusieurs années consécutives. Dès 1832 j'ai communiqué ce fait à MM. les docteurs Hippolyte Larrey et Edouard Louis, au témoignage honorable desquels je ne crains pas d'en appeler. Depuis, je l'ai enseigné à toutes les personnes que j'étais chargé d'instruire. J'ajouterai qu'à l'époque de la publication du mémoire de MM. Diday et Pétrequin (*Gazette médicale de Paris*, 16 mai 1840), j'ai fait insérer dans la même feuille quelques observations ayant pour objet de maintenir mes droits et d'établir que la *voix sombrée* n'était pas « *une nouvelle espèce de voix chantée,* » mais un *timbre fondamental*, nécessairement employé dans les deux registres.

« Je n'entends nullement porter atteinte à l'originalité des recherches savantes de MM. Diday et Pétrequin ; mais la publication de leur découverte ne saurait, j'espère, détruire des titres antérieurement acquis par une autre voie. »

RAPPORT

SUR LE

MÉMOIRE SUR LA VOIX HUMAINE,

Présenté à l'Académie des Sciences,

PAR

M. MANUEL GARCIA.

(Commissaires : MM. MAGENDIE, SAVARY ; DUTROCHET, rapporteur.)

Extrait des *Comptes rendus des séances de l'Académie des Sciences*, séance du 12 avril 1841.

« L'Académie nous a chargés, MM. Magendie, Savary et moi, de lui faire un rapport sur un Mémoire qui lui a été présenté par M. Manuel Garcia, et qui est intitulé : *Mémoire sur la voix humaine.* L'état de santé de M. Savary ne lui a pas permis de se joindre à la Commission ; un autre confrère, dont nous avons à déplorer la perte récente, M. Savart, auquel l'acoustique doit tant de recherches originales, nous avait aussi été adjoint ; il a été comme nous témoin des faits dont nous allons avoir l'honneur d'entretenir l'Académie.

« La théorie de la formation et de la variation des sons par l'organe vocal humain est loin d'être complète ; on n'est même pas d'accord sur le genre d'instrument auquel l'organe vocal humain doit être comparé. Presque tous les physiciens l'ont considéré comme étant du genre des instruments à vent dans lesquels le son est engendré par les vibrations de certains corps solides et élastiques ; M. Savart, au contraire, a comparé l'organe vocal à l'un de ces instruments dont se servent les chasseurs pour imiter le chant de certains oiseaux, instrument du genre des flûtes et dans lequel le son est engendré exclusivement par les vibrations de l'air qui heurte sur les parois d'une cavité ou qui se brise sur le tranchant d'un biseau.

« Malgré l'autorité qu'avait nécessairement notre confrère en matière d'acoustique, il faut bien le dire, sa théorie de la voix a réuni peu de partisans ; aussi nous disait-il lui-même, peu de jours avant sa mort, qu'il allait la modifier et la compléter. Espérons que l'on trouvera dans ses papiers quelques traces de ce travail, qui ne peut manquer d'être d'un haut intérêt.

« Quoi qu'il en soit, l'organe vocal est si parfait, il a des résultats si merveilleux et si divers, qu'on serait tenté de croire qu'il n'est point un instrument unique et qu'il jouit de l'admirable privilége de se transformer incessamment en une multitude d'instruments différents. Voyez-le agir par exemple, dans la voix de poitrine; voyez le s'exercer dans la voix de fausset; ne dirait on pas que ces deux espèces de registres sont produits par deux instruments qui se sont substitués l'un à l'autre? On n'est point encore cependant parvenu à déterminer quelle est la différence qui existe, sans doute, dans le *mécanisme* de la production de ces deux sortes de voix, dont les qualités offrent des différences si tranchées; toutefois on a acquis la certitude qu'elles sont parfaitement distinctes et qu'elles ne sont point la continuation immédiate l'une de l'autre. En effet, dans le voisinage du point de jonction de ces deux voix ou *registres*, là où les notes les plus graves de la voix de fausset succèdent aux notes les plus élevées de la voix pleine, il y a plusieurs de ces notes que l'on peut produire également en employant chacune de ces deux voix. Ce fait, connu des artistes, n'a été introduit que depuis un petit nombre d'années dans la science physiologique; on le trouve exposé, pour la première fois, dans l'ouvrage du docteur Rush intitulé : *Physiologie de la voix humaine*, ouvrage dont une partie a été traduite de l'anglais en français par le docteur Bennati. *Il ne faut pas s'imaginer*, dit Rush, *que l'échelle particulière à ce mode de voix* (le fausset) *soit comprise entre la dernière note de la voix naturelle* (la voix de poitrine) *et la plus élevée qu'on puisse effectuer. On peut encore former une sorte de fausset un peu au dessous du point qui lie la voix naturelle à ce genre d'intonation.* Les faits qui nous ont été soumis par M. Manuel Garcia ont pleinement confirmé cette assertion. Cet habile professeur de chant a formé des élèves auxquels il a enseigné l'art de manœuvrer avec assez de facilité leur organe vocal pour séparer nettement et à volonté les uns des autres les sons qui dérivent de la voix pleine et ceux qui dérivent de la voix de fausset. Ainsi nous avons entendu des voix d'homme et des voix de femme, après avoir suivi jusqu'à leur limite la plus élevée les sons diatoniques qui appartiennent à la voix pleine, prendre la voix de fausset pour s'élever plus haut, puis descendre diatoniquement, en conservant toujours le fausset, jusqu'à une certaine distance au dessous de la limite à laquelle s'était arrêtée la voix pleine, en sorte que les mêmes sons diatoniques qui avaient été produits en montant par la voix pleine se trouvaient produits en descendant par la voix de fausset. Bien plus, nous avons entendu le même chanteur produire à volonté et alternativement la même note avec la voix pleine et avec la voix de fausset, en sorte que les sons produits par les deux voix se trouvaient ainsi mis en parallèle. L'étendue de la portion commune aux deux voix ou *registres* de poitrine et de fausset est variable suivant les sujets et suivant l'habitude qui leur a rendu plus ou moins facile l'usage facultatif de l'un et de l'autre de ces deux registres dans le *medium* de la voix. Le plus communément cette étendue est d'une sixte à une octave, et elle s'étend quelquefois à une dixième. Selon M. Garcia, cette partie commune aux deux registres est placée sur les mêmes notes pour les voix d'homme et pour les voix de femme.

« Il n'est pas douteux, d'après ces faits, que la voix pleine ou de poitrine et la voix de fausset ne soient produites chacune par une modification particulière et importante dans le mécanisme de l'instrument vocal. Cette conclusion est encore confirmée par une observation de M. Garcia, observation dont avait été particulièrement frappé notre confrère Savart, qui en fut témoin comme nous. La voix pleine et la voix de fausset, pour produire la même note dans la partie de l'échelle diatonique qui leur est commune, emploient une quantité d'air ou de souffle qui n'est point, à beaucoup près, la même; c'est ce que M. Garcia nous a démontré par l'ex périence suivante. Un chanteur ayant sa poitrine aussi remplie d'air qu'elle pouvait l'être produisit, avec la voix pleine, une note déterminée prise dans la partie commune aux deux registres, et il prolongea ce son vocal jusqu'à l'épuisement de l'air contenu dans ses poumons. Le pendule d'un *métronome* servait par ses oscillations à indiquer le temps pendant lequel durait ce son vocal ; ensuite, ayant rempli de nouveau ses poumons d'air, le chanteur produisit la même note avec la voix de fausset, et il la soutint autant que cela lui fut possible. Or nous avons vu, dans ces deux expériences comparatives répétées plusieurs fois, que le pendule offrit 24 à 26 oscillations pendant la durée du son de voix pleine, tandis qu'il n'en offrit que 16 à 18 pendant la durée du même son de voix de fausset.

« Cette expérience prouve que, dans un temps donné, et pour la production du même son diatonique, l'instrument vocal, en produisant la voix de fausset, dépense plus d'air qu'en produisant la voix pleine ou de poitrine.

« D'après l'opinion commune des artistes, la voix de fausset forme un registre particulier qui diffère à la fois du registre appartenant à la voix de poitrine qui lui est inférieur, et du registre de la *voix de tête* qui lui est supérieur. M. Garcia n'admet point cette opinion : il considère la voix de fausset et la voix de tête comme appartenant à un seul et même registre offrant, dans toute son étendue, le même mécanisme pour la production des sons. Il appuie son opinion à cet égard sur ce que la voix de fausset et la voix de tête offrent une continuité parfaite et constante ; il n'y a point là de sons limitrophes qui puissent être produits alternativement par l'une ou par l'autre de ces deux voix, ainsi que cela vient de se voir relativement à la transition de la voix de poitrine à la voix de fausset. Cette dernière voix et la voix de tête appartiendraient donc à un seul et même registre que M. Garcia désigne sous le nom de *registre de fausset tête*.

« On sait généralement que lorsque la voix humaine monte du grave à l'aigu, tant dans la voix de poitrine que dans la voix de *fausset tête*, le larynx monte graduellement. Cette ascension graduelle du larynx a été considérée comme influant sur l'augmentation progressive de l'acuité des sons, en cela que cette ascension opère le raccourcissement progressif du tuyau vocal. Quelques physiologistes ont douté que ce raccourcissement du tuyau vocal eût l'influence qui lui était ainsi attribuée sur le degré de l'acuité des sons vocaux. Nous n'avons point ici à nous occuper de ces questions théoriques ; notre tâche est de constater des faits, et ici l'art du chant nous en présente de nouveaux. Voici ce en quoi ils consistent :

« La voix pleine et la voix de fausset, en semblant conserver chacune son mode particulier de production, peuvent offrir deux variétés principales dans leur timbre, variétés que M. Garcia désigne sous les noms de *timbre clair* et de *timbre sombre*. Ces deux timbres de la voix sont ordinairement désignés par les artistes, le premier sous le nom de *voix blanche* et le second sous le nom de *voix sombrée*. Or, dans la production de la voix de poitrine et de *fausset-tête*, soit avec le timbre clair, soit avec le timbre sombre, il se manifeste dans la position du larynx et dans celle du voile du palais des changements très remarquables. Voici les faits dont M. Garcia nous a rendus témoins.

« Dans la production diatonique des sons du grave à l'aigu, tant avec la voix pleine ou de poitrine qu'avec la voix de fausset-tête et avec le *timbre clair*, on observe une ascension continuelle et graduelle du larynx : le voile du palais est alors constamment abaissé. Il n'en est pas de même lorsque la voix passe au *timbre sombre*.

« Dans la voix pleine ou de poitrine produite avec ce *timbre sombre*, et en montant des sons les plus graves de ce registre aux sons les plus élevés qui lui sont propres, le larynx demeure constamment fixé dans sa position la plus basse, et le voile du palais est relevé. Il en est de même dans la production en *timbre sombre* de la partie la plus basse de la voix de fausset ou de celle dont les notes peuvent être également produites avec la voix pleine ; mais lorsque le chanteur passe, toujours en *timbre sombre*, à la partie la plus élevée de la voix de fausset, à celle qui est spécialement désignée par les artistes sous le nom de *voix de tête*, alors le larynx monte un peu, mais bien moins qu'il ne le fait lorsque cette même voix de tête est produite avec le *timbre clair*. Pour faire sentir cette différence à vos Commissaires, des élèves de M. Garcia, bien exercés à donner à volonté à leur voix le *timbre clair* ou le *timbre sombre*, nous ont fait entendre, en voix de fausset, des gammes dans lesquelles chaque note était donnée alternativement en voix de fausset timbre clair et en voix de fausset timbre sombre. On distinguait alors parfaitement la différence de ces deux timbres, l'un éclatant et l'autre un peu sourd ; et, quoique ce fût la même note de voix de fausset qui fût produite, nous voyions le larynx fixé dans une position élevée pour la production de cette note en timbre clair, descendre considérablement pour la production de cette note en timbre sombre ; nous pouvions suivre de l'œil et du doigt cette ascension et cette descente alternative du larynx.

« Ces observations ne sont point complétement neuves pour la physiologie de la voix.

« En effet, il a été présenté à l'Académie des sciences, le 1er juin 1840 (1), par MM. Diday et Pétrequin, un Mémoire qui a pour objet l'étude physiologique de la *voix sombrée*, voix particulière qui n'était alors connue que depuis trois ans en France, où elle a été importée d'Italie par un artiste célèbre attaché à notre première scène lyrique. Dans ce Mémoire se trouve consigné le fait physiologique de la position basse et fixe du larynx dans la production diatonique de tous les sons de la voix de poitrine *sombrée ;* mais ces auteurs n'ont point suivi ce même *timbre sombre* dans les phénomènes qu'il présente lorsqu'il revêt la voix de fausset de son caractère particulier. Ils paraissent même avoir pensé que ce timbre sombre ne pouvait affecter que la seule voix de poitrine. M. Garcia peut donc revendiquer une part dans l'observation du mécanisme qui préside à la formation de la *voix sombrée* (2). Ce mécanisme fait voir qu'avec la voix pleine ou de poitrine, comme avec la voix de fausset ou de tête, l'organe vocal humain peut donner les mêmes gammes avec des longueurs très différentes du tuyau vocal, ce qui entraîne seulement alors un changement dans le timbre de la voix. Il résulte de là que les différentes longueurs de ce tuyau n'ont pas nécessairement sur la détermination des tons toute l'influence qui leur a été attribuée, et que ces mêmes différences dans la longueur du tuyau vocal sont constamment en rapport avec l'existence ou du timbre clair ou du timbre sombre de la voix.

« Outre les deux timbres principaux désignés sous les noms de *timbre clair* et de *timbre sombre*, il y a plusieurs autres timbres secondaires ;

(1) Le mémoire de M. Garcia n'a été présenté à l'Académie des sciences que le 16 novembre 1840.

(2) Dans une lettre qui a été lue à l'Académie des sciences, le 19 avril 1841, M. Garcia a établi que la position basse et fixe du larynx lui était connue dès 1832, et que depuis cette époque il n'a cessé de propager ce fait en l'enseignant à tous ses élèves.

tels sont, par exemple, le *timbre guttural*, le *timbre nasal*, etc. M. Garcia essaie de déterminer les conditions mécaniques de ces timbres ; nous ne dirons rien à cet égard, n'ayant point vérifié les assertions de M. Garcia.

« Il existe quelquefois dans la voix humaine un registre inférieur, pour la gravité des sons, aux notes les plus basses qui peuvent être données, en voix de poitrine, par les basses-tailles. Ce registre, appelé *registre de contre-basse* par M. Garcia, n'a encore été observé dans son plein développement que chez quelques chanteurs employés en Russie pour le chant religieux. C'est le docteur Bennati qui le premier l'a signalé aux physiologistes. Les sons de ce registre appartiennent indubitablement à un instrument vocal, *sui generis*, très différent de celui auquel sont dus les sons de voix de poitrine. Dans les sons les plus graves de cette dernière voix ou de ce dernier registre, le larynx s'abaisse au dessous de sa position de repos ; dans les sons bien plus graves du registre de contre-basse, le larynx, au contraire, est porté à sa plus grande élévation possible. M. Garcia n'a pu nous faire entendre, dans ce registre, qu'un son très grave et très rauque qui ressemblait plutôt à un grognement d'animal qu'à un son de voix humaine. Mais l'un de nous a pu étudier, sur le chanteur russe Yvanoff, la voix de contre-basse que possède cet artiste, et qui descend jusqu'au *sol* de l'octave au-dessous des basses-tailles ordinaires ; bien que cette note fût infiniment supérieure en qualité au son, ou plutôt au bruit que M. Garcia nous a fait entendre, elle serait difficilement entrée dans le chant.

« On comprend facilement, d'après cet exposé, qu'un seul et même mécanisme ne saurait expliquer la formation de tous les sons musicaux que peut produire l'organe vocal humain. Cet organe peut véritablement être considéré comme pouvant à lui seul représenter un assemblage d'instruments différents les uns des autres, modifications mystérieuses qui surviennent et s'établissent avec une célérité admirable, selon la volonté du chanteur exercé. Si ensuite, cessant de considérer l'organe vocal comme instrument musical, nous entrons dans la considération de tous les sons non musicaux que peut produire cet organe par la variété des sons de la parole, par l'imitation de certains bruits ou des cris de certains animaux, etc., on ne pourra qu'être profondément étonné de la multiplicité des changements de mécanisme dont est susceptible cet organe en apparence si simple dans sa structure.

« En résumé, nous pensons que M. Garcia, par sa sagacité et par la justesse de ses études, comme professeur de chant, a observé et décrit dans son Mémoire plusieurs faits intéressants dont il faudra désormais tenir compte dans la théorie physique de la voix humaine. Nous avons l'honneur de proposer à l'Académie de lui témoigner sa satisfaction. »

Les conclusions de ce Rapport ont été adoptées.

TABLE.

Imprimerie d'E. Duverger, rue de Verneuil, n. 4.

www.ingramcontent.com/pod-product-compliance
Ingram Content Group UK Ltd.
Pitfield, Milton Keynes, MK11 3LW, UK
UKHW021958260726
13994UKWH00004B/1821

9 782329 377735